Enid Artursdottir

Impfen und Einimpfen

Enid Artursdottir

Impfen und Einimpfen

von der Ausrichtung einer Einrichtung

Trainerverlag

Imprint
Any brand names and product names mentioned in this book are subject to trademark, brand or patent protection and are trademarks or registered trademarks of their respective holders. The use of brand names, product names, common names, trade names, product descriptions etc. even without a particular marking in this work is in no way to be construed to mean that such names may be regarded as unrestricted in respect of trademark and brand protection legislation and could thus be used by anyone.

Cover image: www.ingimage.com

Publisher:
Der Trainerverlag
is a trademark of
International Book Market Service Ltd., member of OmniScriptum Publishing Group
17 Meldrum Street, Beau Bassin 71504, Mauritius
Printed at: see last page
ISBN: 978-620-0-76830-8

Inhaltsverzeichnis:

I. Leitlinien der „Spitzen“[1]:

Leitlinien des Kita-Tag der Spitzen Rheinland-Pfalz Kindertagesbetreuung in einem Alltag mit Corona

Alle in Rheinland-Pfalz für die Kindertagesbetreuung Verantwortung tragenden Organisationen, Gewerkschaften und Verbände legen hiermit „Gemeinsame Leitlinien für eine Kindertagesbetreuung unter den Bedingungen eines ‚Alltags mit Corona‘“1 vor. Sie beruhen auf dem „Beschluss der Jugend- und Familienministerkonferenz (JFMK) gemeinsam mit der Bundesministerin für Familie, Senioren, Frauen und Jugend (BMFSFJ) vom 28.04.2020 - Gemeinsamer Rahmen der Länder für einen stufenweisen Prozess zur Öffnung der Kindertagesbetreuungsangebote von der Notbetreuung hin zum Regelbetrieb im Kontext der Corona-Pandemie“.2 Mehr3 denn je wird in diesen Tagen die systemrelevante Bedeutung der Kindertagesbetreuung in Deutschland deutlich4. Dies gilt auch für Rheinland-Pfalz. Die im Kita-Tag der Spitzen organisierten Verbände und Organisationen sind sich einig, dass eine „Rückkehr zur Normalität“ und damit einer Kindertagesbetreuung, wie wir sie vor der Corona-Krise kannten, derzeit nicht absehbar ist. Unser Alltag wird noch über viele Monate von der Infektionsgefahr durch SARS-CoV-2 geprägt sein. Deshalb muss Kindertagesbetreuung in dieser Zeit unter den Bedingungen der Infektionsgefahr durch SARS-CoV-2 „neu“ gedacht werden. Kindertagesbetreuung darf auch im Alltag mit Corona nicht nur einer „Betreuungslogik“ folgen, sondern orientiert sich an den Interessen der Kinder und damit dem dreifachen Auftrag der Bildung, Erziehung und

[1] 20.05.2020

Betreuung. Denn für Kinder ist es von elementarer Bedeutung, ihre Freunde zu treffen, zu spielen, zu toben, lernen zu können und gefördert zu werden.5 Kinder brauchen soziale gewohnte Strukturen und Bezugspersonen und Eltern müssen sich darauf verlassen können, dass sie mit der Vereinbarkeit zwischen Kinderbetreuung und Beruf nicht allein gelassen werden.6 Die Kindertagesbetreuung ist zudem die erste institutio- 1 Ministerium für Bildung; Landesamt für Soziales, Jugend, und Versorgung (LSJV); Landkreistag; Städtetag; Gemeinde- und Städtebund; Evangelisches Büro; Katholisches Büro; LIGA der Freien Wohlfahrtspflege; Gewerkschaft Erziehung und Wissenschaft (GEW); Gewerkschaft ver.di; Gewerkschaft komba; Landeselternausschuss (LEA); Institut für Bildung, Erziehung und Betreuung in der Kindheit (IBEB). 2 Beschluss der Jugend- und Familienministerkonferenz (JFMK) gemeinsam mit der Bundesministerin für Familie, Senioren, Frauen und Jugend vom 28.04.2020: Gemeinsamer Rahmen der Länder für einen stufenweisen Prozess zur Öffnung der Kindertagesbetreuungsangebote von der Notbetreuung hin zum Regelbetrieb im Kontext der Corona-Pandemie. 3 Empfehlung für einen gemeinsamen Rahmen der Länder für einen stufenweisen Prozess zur Öffnung der Kindertagesbetreuungsangebote von der Notbetreuung hin zum Regelbetrieb im Kontext der Corona-Pandemie, S.2. 4 Kursiv gesetzte Texte sind wörtliche Zitate. 5 Beschluss, S. 2, Ziffer I.1. 6 Beschluss, S. 1, Ziffer I.1. 3 3 nelle Bildungseinrichtung in der Bildungsbiografie der Kinder, die erheblich zur Bildungsgerechtigkeit in Deutschland beiträgt. 7 Dem ist auch in Krisenzeiten Rechnung zu tragen, wobei die gleichzeitige Sicherung des Kindeswohls und des Gesundheitsschutzes oberste Priorität haben. Auch wenn es Ziel ist, jedem Kind so schnell wie möglich wieder frühkindliche Bildungsangebote zur Verfügung zu stellen, kann ein entsprechender Öffnungsprozess immer nur in strenger

Anlehnung an das Infektionsgeschehen unter sorgfältiger Abwägung und Einordnung bestehender Risiken erfolgen. 8 Dabei kann das Infektionsgeschehen von Region zu Region, Kommune zu Kommune und Einrichtung zu Einrichtung sehr unterschiedlich sein. Allen Kindern und Eltern ist geholfen, wenn der langwierige Prozess der Rückkehr zu einer Regelbetreuung nicht durch ein Entweder-Oder, d. h. dadurch [...] einen Zugang zu haben oder davon ausgeschlossen zu sein, charakterisiert wäre. Die Chance, die Limitierung von Gruppengrößen, Räumen und Personal für viele nicht zu einem gefühlten Dauerzustand werden zu lassen, besteht dann, wenn Einrichtungen [...] die Betreuungszeit begrenzen und so ein Besuch der Kindertageseinrichtung möglichst vielen offenstehen würde.9 Alle Planungen, die die Grundlage für die Ausgestaltung eines Betreuungsangebotes vor Ort bilden, sind von drei limitierenden Bedingungen abhängig, dem Infektionsgeschehen, dem möglichen Personaleinsatz und den gegebenen Räumlichkeiten. D. h. [...], dass [...] unterschiedliche Zugangsberechtigungen transparent offengelegt und nachvollziehbar legitimiert werden müssen.10 Als Rahmenbedingung ist zu akzeptieren, dass sich das Distanzgebot in der Arbeit mit Kindern im Alter bis zur Einschulung nicht umsetzen lässt. 11 Umso wichtiger ist es, dass Maßnahmen ergriffen werden, [...] die helfen, dies zumindest teilweise auszugleichen. Im Bereich von Hygiene, beim Personaleinsatz, [...] bei der konkreten Organisation und der pädagogischen Arbeit können Maßnahmen zur Reduzierung von Risiken sowie zur Nachverfolgbarkeit eventueller Infektionsketten getroffen werden. 12 7 Beschluss, S 2. Ziffer I.1. 8 Beschluss, S. 1. 9 vgl. auch AGJ, Stellungnahme, S. 8. 10 AGJ, Stellungnahme, S. 3. 11 Beschluss, S. 2 Ziffer I.2.a. 12 vgl. Empfehlung, S. 5. 4 4 **Für das weitere Vorgehen insgesamt bleiben folgende Aspekte handlungsleitend: -**

Die Vermeidung der Ausbreitung von SARS-CoV-2 und der Schutz der Kinder, Eltern, Beschäftigten und ihrer Familien. - Fortschreitendes Wissen zur Gefährdungslage bei der Übertragung von SARS-CoV-2 durch Kinder und [... um] daraus weiterentwickelte Hinweise zu erhalten. - Die Erkennung von Infektionsketten und zielgerichteten Testungen, um eine vollständige Kontaktnachverfolgung durchführen zu können. - Da eine zeitnahe Immunität in der Bevölkerung gegen SARS-CoV-2 ohne Impfstoff nicht zu erreichen sein wird, kommt der Impfstoffentwicklung eine zentrale Bedeutung zu. „Ein Impfstoff ist der Schlüssel zu einer Rückkehr des normalen Alltags". 13 Gleiches gilt für das Vorhandensein einer wirksamen Therapie oder eine entsprechend günstige epidemiologische Gesamtlage in Rheinland-Pfalz, die eine weitere Öffnung möglich macht. A. Ziele (1) Für jedes Kind wird ab Anfang Juni der Anspruch auf Bildung, Erziehung und Betreuung in der Kindertageseinrichtung, soweit es das Infektionsgeschehen, der mögliche Personaleinsatz sowie die Räumlichkeiten vor Ort zulassen, umgesetzt. (2) Kinder, die nach den Sommerferien eingeschult werden, erhalten schnellstmöglich, spätestens Anfang Juni, die Möglichkeit, in ihre Kindertageseinrichtung zurückzukehren, um gemeinsam einen Abschluss der Kindergartenzeit vor Eintritt in die Schule zu erleben. Diese Zeit sollte insbesondere genutzt werden, um den Übergang von der Kindertageseinrichtung in die Schule zu gestalten14 und gleichzeitig mit Kindern alters- und entwicklungsentsprechend Verhaltensregeln (bspw. Hust- und Niesetikette, sich nicht gegenseitig ins Gesicht fassen, Abstand halten, Händewaschen)15 in den Blick zu nehmen und einzuüben. Auch die Bedeutung der Corona-Pandemie für die Kinder sollte alters-und entwicklungsangemessen pädagogisch aufgegriffen werden (siehe auch

D. „Pädagogische Aspekte"). 13 Empfehlung, S. 8. 14 Die vor Ort etablierte Kooperation von Schule und Kindertageseinrichtung bei der Gestaltung des Übergangs sollte berücksichtigt werden. 15 Empfehlungen, S. 9. 5 5 (3) Kindern und Eltern, die dies benötigen, soll auch während der Schließzeiten im Sommer – ggf. einrichtungsübergreifend – ein Betreuungsangebot bereitgestellt werden.16 Für die Organisation ist der jeweilige örtliche Träger der öffentliche Jugendhilfe zuständig. (4) Entsprechend der frei werdenden Platzkapazitäten erfolgen Neuaufnahmen und Eingewöhnungen von Kindern.17 (5) Die Kapazitäten vor Ort sind schnellstmöglich im Rahmen der jeweils spezifischen Gegebenheiten anzupassen, um die Betreuungsangebote dem tatsächlichen Bedarf und dem grundsätzlich bestehenden Rechtsanspruch anzunähern. B. Rechtlicher Rahmen Die Gestaltung einer Kindertagesbetreuung im Alltag mit Corona erfolgt auf Grundlage des Infektionsschutzgesetzes (IfSG); Ziel ist es, trotz infektionsschutzrechtlichen Einschränkungen ein möglichst bedarfsgerechtes Angebot für alle Kinder aufrechtzuerhalten. Darüber hinaus ergeben sich Einschränkungen aufgrund weiterer Faktoren, die mittelbar mit dem Infektionsgeschehen zusammenhängen, z.B. Personalengpässe durch einen Schutz von Beschäftigten mit einem hohen Risiko für einen schweren Krankheitsverlauf. Unter Beachtung des Infektionsschutzes und der sich daraus ergebenden Einschränkungen sind weiterhin die rechtlichen Regelungen des Achten Buches Sozialgesetzbuch (SGB VIII), des Kindertagesstättengesetzes (KitaG) und der Landesverordnung zur Ausführung des KitaG (LVO) handlungsleitend. Die jeweils aktuellen Rundschreiben des Landesamtes für Soziales, Jugend und Versorgung konkretisieren diese rechtlichen Rahmenbedingungen. Abweichungen von den Regelungen der Betriebserlaubnis und Standards, wie z.B. Vorgaben der

Fachkräftevereinbarung, sind entsprechend dem Infektionsgeschehen befristet. Die aktuelle Corona-Bekämpfungsverordnung RheinlandPfalz (CoBeLVO) ist handlungsleitend. 16 Viele Eltern haben in den vergangenen Wochen große Anteile ihres Erholungsurlaubes aufgewendet, um die Kinderbetreuung sicherzustellen. Dies gilt möglicherweise auch in nennenswertem Umfang für Beschäftigte in Kindertageseinrichtungen, so dass der Verzicht auf Schließtage auch für die Beschäftigten selbst zur Entlastung beitragen kann. Gleichzeitig sind bereits genehmigte Erholungsurlaube arbeitsrechtlich verbindlich. Zudem muss auch Erzieherinnen und Erziehern die Möglichkeit zur Erholung gegeben werden. Dies gilt insbesondere für diejenigen, die seit Monaten in der Notbetreuung eingesetzt werden. 17 Die Höchstkapazität ist beschränkt durch die Platzzahl, die sich aus der Betriebserlaubnis ergibt. 6 6 C. Umsetzung Zur Erreichung der unter A. genannten Ziele braucht es konzeptionelle und organisatorische Vorbereitungszeiten. Damit möglichst alle Kinder – wenn auch in reduziertem Umfang – Betreuungsangebote in Anspruch nehmen können, bedarf es tragfähiger Konzepte. Da die Situation für alle neu ist, kann nicht auf Bewährtes zurückgegriffen werden, sondern Konzepte müssen entwickelt und fortlaufend auf ihren Nutzen geprüft werden. Die Gestaltung einer Kindertagesbetreuung im Alltag mit Corona unterliegt vielfältigen und fortlaufenden Abwägungsprozessen. Die Perspektiven von Kindern, Eltern und der Einrichtung unter Beachtung des Infektionsgeschehens sind auszutarieren. Wichtig ist, sich diesem Abwägungsprozess zu stellen und begründete Maßnahmen vorzusehen. Das Land wird im Rahmen seiner Zuständigkeit, wo es erforderlich ist, Vorgaben machen; dies wird nur sehr eingeschränkt erfolgen können, weil die Situationen sich vor Ort sehr unterschiedlich gestalten. Unverändert gilt die Gesamtverantwortung der örtlichen Träger der öffentlichen Jugendhilfe für das bedarfsgerechte Angebot der Kindertagesbetreuung sowie die Verantwortung der Einrichtungsträger für die konzeptionelle, organisatorische und personelle Ausgestaltung des Angebotes. Die jeweiligen Trägerorganisationen werden Orientierung geben. Bei Unterstützungsbedarf sollten die jeweilige Fachberatung bzw. die Kolleginnen und Kollegen des Landesamtes für Soziales, Jugend und Versorgung als Betriebserlaubnisbehörde herangezogen werden. Die Kita-Spitzen stehen in regelmäßigem Austausch, um auf entsprechende Erfordernisse für die Fachpraxis reagieren zu können. (1) Bei der Umsetzung der o. g. Ziele sind insbesondere in den Blick zu nehmen: a. Einsatz des Personals / Hygiene- und Schutzmaßnahmen b. Gegebene Räumlichkeiten c. Gestaltung von Betreuungssettings d. Pädagogische Aspekte Die Zahl der zur Verfügung stehenden Räume für getrennte Betreuungssettings sowie die Anzahl des verfügbaren Personals bilden den quantitativen Rahmen einer Kindertagesbetreuung im Alltag mit Corona.18 (2) Bis die Kapazitäten vor Ort ausreichen, muss davon ausgegangen werden, dass vielen Kindern und ihren Eltern zunächst nur ein sehr eingeschränktes Angebot, z. B. 18 Vgl. auch AGJ, Stellungnahme, S. 5. 7 7 stunden- oder tageweise an Vor- oder Nachmittagen, zur Verfügung gestellt werden kann. Daneben muss als zweite Säule des Kita-Angebots auch weiterhin eine Betreuung mit einem höheren Betreuungsumfang bei Betreuungsnotlagen (insbesondere bei Alleinerziehenden oder voll berufstätigen Eltern) und aus kindbezogenen Gründen bereitgestellt werden. Da, solange Betreuungskapazitäten eingeschränkt sind, ein Spannungsverhältnis mit den Bildungsrechten und Betreuungsbedarfen aller anderen Familien besteht, sind enge Kriterien für den Zugang zu diesem Betreuungsangebot aufzustellen und transparent zu kommunizieren, die nicht der zuletzt praktizierten „erweiterten Notbetreuung“ entsprechen müssen. Eine Priorisierung bestimmter Berufsgruppen erfolgt dabei bei gleichbleibendem Infektionsgeschehen erst einmal nicht. In Abhängigkeit von der Entwicklung des Infektionsgeschehens müssen Angebote ggf. wieder eingeschränkt werden, damit den Betreuungsbedarfen der Eltern in systemrelevanten Berufen dann wieder stärker Rechnung getragen werden kann. Angebotsausgestaltung und Kriterien zur Vergabe von Plätzen in den Betreuungssettings sollten zwischen Einrichtungsträger und örtlichem Träger der öffentlichen Jugendhilfe als Planungsbehörde abgestimmt werden. Unverändert liegt die Verantwortung für eine Anpassung der Angebotskapazitäten beim örtlichen Träger der öffentlichen Jugendhilfe und für die konzeptionelle, organisatorische und personelle Umsetzung in der Kindertageseinrichtung beim Einrichtungsträger. (3) Da Schutzmaßnahmen nur entwicklungsgerecht und Abstandsregeln in Kindertageseinrichtungen nicht oder nur unzureichend umgesetzt oder eingehalten werden können, ist es wichtig, dass Eltern die Fachkräfte mit unterstützen, indem sie die Regeln einhalten, die seitens der Einrichtung vorgesehen sind, um die Beschäftigten vor einer Infizierung zu schützen. Dazu wird insbesondere zählen, dass ein Kind keineswegs die Einrichtung besuchen kann, wenn es akute respiratorische Symptome zeigt; das sind z. B. Husten, Niesen, Schnupfen. Auf die „Gemeinsamen Empfehlungen des Ministeriums für Bildung, der Kommunalen Spitzen und des Landesamtes für Soziales, Jugend und Versorgung zur Anpassung der Hygienepläne der Kindertagesein-richtungen in Rheinland-Pfalz betreffend ‚Corona'" wird verwiesen19. Auch wenn keine abschließenden wissenschaftlichen Erkenntnisse zur Rolle von Kindern im Infektionsgeschehen vorliegen, wissen wir doch, dass Kinder Überträger des Corona-Virus sein 19 vgl. Herangezogene Dokumente. 8 8 können, auch dann, wenn wir bei ihnen keinen Krankheitsverlauf sehen können. Deshalb ist es wichtig, die

Erwachsenen, d. h. die Beschäftigten und andere Eltern, und die anderen Kinder vor Nies- und Hustensymptomen der Kinder zu schützen. (4) Arbeitgeber der Eltern sind gefordert, beim Einsatz ihrer Beschäftigten den Bedingungen einer eingeschränkten Kindertagesbetreuung Rechnung zu tragen. (5) Die Träger der Einrichtungen planen gemeinsam mit der Leitung, dem Team und in Abstimmung mit der Personal- und der Elternvertretung Angebote und Betreuungssettings, die den unter A. genannten Zielen und den Rahmenbedingungen der Einrichtung entsprechen. Unter Betreuungssetting wird eine soziale Gruppe von Kindern verstanden, die regelmäßig, in gleicher Zusammensetzung in klar definierten Räumlichkeiten innerhalb einer Einrichtung [...] betreut [wird. ...] Vor dem Hintergrund einer Öffnung können die bestehenden Betreuungssettings verändert und neu entstehende Betreuungssettings gebildet werden. 20 Beschäftigte sollten sich in Eigenverantwortung der Relevanz aller ihrer sozialen Kontakte für das Infektionsgeschehen und damit für andere Personen in den Betreuungssettings der Kindertageseinrichtung bewusst sein. Dies gilt ebenso für Eltern. Folgende Aspekte sollten bei der Planung beachtet werden: a. Welche Möglichkeiten eröffnen die Räumlichkeiten? ♣ Welche Räumlichkeiten in der Kindertageseinrichtung können für ein Betreuungssetting genutzt werden, ggf. für Angebote, die nur stunden- oder tageweise, an Vor- oder Nachmittagen genutzt werden? Der Fokus darf hier nicht alleine auf den jeweiligen Gruppenraum gelegt werden, auch die Nutzung der Differenzierungsräume [...] muss in die Überlegungen einbezogen werden. Ziel ist es, flexible Lösungen vor Ort zu finden, wie z. B. ein Schichtsystem sinnvoll ausgestaltet werden kann, halbtags oder nur an einzelnen Tagen. Wichtig ist, dass der soziale Austausch und die Förderung immer wieder die häusliche Isolation auflockern. ♣ Es ist zu überlegen, welche weiteren Räumlichkeiten ggf. zusätzlich genutzt 20 vgl. Empfehlungen S. 11. Aus Infektionsschutzsicht ist jedoch soweit wie möglich sicherzustellen, dass eine Rückverfolgbarkeit von möglicherweise eintretendem Infektionsgeschehen gegeben ist. Dies kann in den Kindertagesbetreuungsangeboten sichergestellt werden, da jederzeit bekannt ist, wer von wem betreut wurde und welche Kontakte es gab (Empfehlungen, S. 11f). 9 9 werden können, um die Raumsituation zu verbessern, z. B. Pfarrgemeindeeinrichtungen, Bürgerhaus etc. Bei Nutzung von Räumlichkeiten außerhalb der Kindertageseinrichtung gelten die Regelungen des § 45 SGB VIII, des KitaG und der LVO, berücksichtigend, dass Freie Träger zwar ggf. über Räumlichkeiten verfügen, die genutzt werden könnten, oft aber keine zusätzlichen finanziellen Mittel für erforderliche Anpassungsleistungen einbringen können. Der zuständige örtliche Träger der öffentlichen Jugendhilfe sowie das LSJV als Betriebserlaubnisbehörde sind einzubeziehen. Ggf. müssen weitere Fachbehörden mit zugezogen werden. ♣ Wie kann das Außengelände genutzt werden? Besteht die Möglichkeit eines Betreuungssettings im Naturraum, z.B. Waldgruppe? Lässt es räumliche Aufteilungen für mehrere Betreuungssettings zu? ♣ Wie können die sanitären Räumlichkeiten genutzt werden, damit es möglichst nicht zu Durchmischungen kommt? ♣ Wie können Essensituationen und die Verpflegung gestaltet werden, um auch in diesen Situationen Durchmischungen zu vermeiden? b. Personaleinsatz ♣ Hygiene / Arbeits- und Gesundheitsschutz Für den Einsatz des Personals ist das individuelle Risiko maßgeblich und dieses hängt von verschiedenen Faktoren ab, bei denen Vorerkrankungen eine besondere Rolle zukommt. In diesem Zusammenhang wird auf die Verantwortung und Fürsorgepflicht des Trägers als Arbeitgeber hingewiesen, Auflagen zum Gesundheits- und Arbeitsschutz zu befolgen (zum Beispiel

Anpassung der Gefährdungsbeurteilung). Unterstützend kann der jeweils zuständige arbeitsmedizinische Dienst einbezogen werden. Auf die „Gemeinsamen Empfehlungen des Ministeriums für Bildung, der Kommunalen Spitzen und des Landesamtes für Soziales, Jugend und Versorgung zur Anpassung der Hygienepläne der Kindertageseinrichtungen in Rheinland-Pfalz betreffend ‚Corona'" wird verwiesen.21 21 Siehe unter F. Herangezogene Dokumente. 10 10 ♣ Wieviel Personal steht mit welchem zeitlichen Umfang und welchen Qualifikationen zur Verfügung? ♣ Einsatz von Vertretungskräften Um möglichst bedarfsgerechte Betreuungssettings zu ermöglichen, sollte - insbesondere in den Fällen, in denen mit erheblichem Personalausfall aufgrund des Schutzes von Beschäftigten mit einem hohen Risiko für einen schweren Krankheitsverlauf zu rechnen ist - geprüft werden, zur Verfügung stehende und zu gewinnende Vertretungskräfte zusätzlich und unterstützend zum Bestandspersonal einzusetzen oder die Beschäftigungsumfänge von Mitarbeitenden in Teilzeit befristet aufzustocken. Hierzu ist eine Abstimmung mit dem örtlichen Träger der öffentlichen Jugendhilfe erforderlich. Es ist zu berücksichtigen, dass Freie Träger oft keine zusätzlichen finanziellen Mittel einbringen können. Das Land fördert seinerseits die hierdurch entstehenden Personalkosten während der Corona-Krise. ♣ An der Fachkräftevereinbarung sollte sich orientiert werden. In jedem Betreuungssetting sollen mind. zwei Personen, davon eine pädagogische Fachkraft mit der Befähigung zur Gruppenleitung, eingesetzt werden.22 Die Vorlage eines erweiterten polizeilichen Führungszeugnisses ist aber in jedem Fall sicherzustellen.23 ♣ Auf ausreichend vorhandenes Wirtschafts- und Reinigungspersonal sollte geachtet werden. Es kann hier zu Mehrbedarf, z. B. im Bereich der Reinigung aufgrund von Schichtwechseln und Doppelbelegung kommen. Raumpflege und Reinigungsarbeiten und damit im Zusammenhang stehende Hygieneaufgaben sind nicht auf die pädagogischen Kräfte zu übertragen. ♣ Beschäftigte, die aufgrund einer Gefährdungsanalyse den Nachweis führen, dass sie nach bisherigen Erkenntnissen ein hohes Risiko für einen schweren Krankheitsverlauf haben oder in häuslicher Gemeinschaft mit einer Person mit einem solchen hohen Risiko leben und entsprechend nicht in den Betreuungssettings vor Ort eingesetzt werden können, sollen insbesondere kreative Formate der Förderung für solche Kinder umsetzen, die aufgrund eines eigenen oder eines in ihrer häuslichen Gemeinschaft bestehenden hohen Risikos für einen schweren Krankheitsverlauf selbst nicht die Kita besuchen können 22 Zur Frage der Gruppengrößen finden sich in den veröffentlichten Dokumenten unterschiedliche Bewertungen. In den Empfehlungen von JFMK/BMFSFJ heißt es: Aus Infektionsschutzsicht kann keine wissenschaftlich fundierte Gruppengröße definiert werden. Kriterien für andere Institutionen, z.B. die Schule, zielen auf den Zusammenhang von Raumgröße und Einhaltung des Abstandsgebotes ab. Im pädagogischen Alltag der Kindertagesbetreuung suchen Kinder Kontakt zu anderen Kindern und/oder zu den pädagogischen Kräften unabhängig von der Größe des Raumes. Raumgrößen spielen hinsichtlich der Sozialkontakte in diesem Betreuungssetting eine nachgeordnete Rolle, da der Aktionsradius zwischen Kindern und pädagogischem Personal in der Regel wesentlich enger ist und nicht permanent eine Verteilung auf den gesamten Raum angeleitet werden kann. Soweit Größen für die Betreuungssettings, ein bestimmter Personaleinsatz oder auch Konkretisierungen zu den Räumlichkeiten festgelegt werden, richten sich diese nach den jeweils geltenden Vorgaben der einzelnen Länder. S. 11f..). 23 In kurzfristigen Vertretungssituationen, in denen z. B. Eltern eingesetzt werden, soll ein erweitertes polizeiliches Führungszeugnis schnellstmöglich vorgelegt werden. 11 11 (z.B. durch digitale Formate) sowie den Kontakt zu den Familien halten, die nicht in der Betreuung sind. Außerdem können Sie zur Unterstützung der Einrichtungsleitung und des Teams im „Back-office“ eingesetzt werden und z.B. Rückmeldungen von Eltern und Team zum veränderten Angebot einholen, um eine Bewertungsgrundlage für ggf. erforderliche Anpassungen zu haben, oder auch das Beschwerdemanagement der Kita betreuen. c. Gestaltung von Betreuungssettings ♣ Zur Eingrenzung des Infektionsgeschehens und zur Erleichterung der Nachverfolgung von Infektionen gilt bis auf Weiteres als grundsätzliche Grenze die maximale Größe eines Betreuungssettings von bis zu 15 Kindern. Soweit in den Betreuungssettings schwerpunktpunktmäßig Kinder unter dem vollendeten dritten Lebensjahr betreut werden, gilt, dass maximal zehn Kinder gemeinsam betreut werden. Auf die Ausführungen unter „C. Umsetzung (2)“ wird verwiesen. ♣ Bei der Gestaltung von Betreuungssettings sollte auch unter Infektionsschutzgesichtspunkten darauf geachtet werden, dass sich die in einem Betreuungssetting zusammenkommenden Kinder möglichst nicht mit Kindern anderer Betreuungssettings mischen.24 So lassen sich Infektionsketten im Bedarfsfall nachvollziehen. Entsprechend bedarf es der Entwicklung von Konzepten im Sinne eines Mikromanagements für alle Abläufe während der Betreuungszeit, sei es für das Bringen und Abholen der Kinder, für Essensituationen, die Nutzung sanitärer Einrichtungen oder des Außengeländes. ♣ Durch die Planung unterschiedlicher Betreuungssettings kann nach Möglichkeit auch den unterschiedlichen Bedarfen von Familien bzgl. eines stundenmäßig umfassenderen bzw. im Stundenumfang deutlich eingeschränkten Betreuungsangebotes Rechnung getragen werden. Sofern Kriterien für eine Abwägung erforderlich sind, können das Buchungs- und Nutzungsverhalten vor der

Corona-Krise und Kriterien aus der Notbetreuung herangezogen werden. Die Kriterien sind von Einrichtungsträger und örtlichem Träger der öffentlichen Jugendhilfe transparent zu machen. Die unter A. benannten Ziele sind bei der Ausgestaltung handlungsleitend. ♣ Einrichtungen mit Konzeptionen, denen die Offene Gruppenarbeit zugrunde liegt, sollten kritisch überprüfen, ob und in welcher Weise hier einer Durchmischung der Kinder entgegengetreten werden kann. Um dies entsprechend sicherzustellen, sollte bis auf Weiteres von einem offenen Raumkonzept Abstand genommen werden. ♣ Entsprechend der Betreuungssettings ist die Verpflegung der Kinder sicherzustellen. 24 Vgl. auch RS 14 LSJV. 12 12 d. Die Einbeziehung des Elternausschusses bzw. -beirates in die konzeptionelle und organisatorische Umsetzung und die Kommunikation gegenüber den Eltern ist sicherzustellen. e. Statistische Meldungen der Einrichtungen über die Nutzung der Betreuungssettings und zum Personaleinsatz sind für ein Monitoring erforderlich, um die Entwicklungen gemeinsam bewerten zu können, bei Bedarf nachzusteuern und die Fachpraxis zu unterstützen. Das Land wird gemeinsam mit den Verantwortungsträgern für Kindertagesbetreuung im Land dafür Sorge tragen, dass gute Beispiele vor Ort, aber auch Erfahrungen, die sich ggf. nicht bewährt haben, der Fachpraxis als Hilfestellung zugänglich gemacht werden. D. Pädagogische Aspekte Die Gestaltung einer Kindertagesbetreuung im Alltag mit Corona ist auch eine pädagogische Herausforderung, denn eine solche Situation gab es noch nicht. Deshalb sollte sich vor allem darauf konzentriert werden, dass Kinder und Fachkräfte eine gute Ausgestaltung des Alltags in den ihnen noch unvertrauten Betreuungssettings finden. Sicherlich bewährt sich hier, was Grundlage unserer Bildungs- und Erziehungsempfehlungen ist, an den Grundbedürfnissen der Kinder und ihren Erfahrungswelten anzusetzen. Der fachliche Blick ist auch auf die

Kinder und ihre je individuelle psychosoziale Situation zu richten. Zu berücksichtigen ist dabei, dass diese Kinder, die entweder sukzessive wieder in der Kindertagesbetreuung aufgenommen werden oder aber durchgehend unter ganz anderen als den ihnen bisher bekannten Bedingungen betreut wurden, Erfahrungen gesammelt haben, die aufzuarbeiten sind. Die kindgerechte biografische Verarbeitung der Erfahrungen der zurückliegenden Wochen ist eine pädagogische Herausforderung in der Betreuung jedes einzelnen Kindes. Zu beachten sind dabei mindestens folgende Aspekte: [...] - Den Erfahrungen der Kinder in den letzten Wochen sollte pädagogische Aufmerksamkeit geschenkt werden (Erzählkreise, gestalterische Aufarbeitung, etc.). - Besonderes Augenmerk sollte dabei auf das Kindeswohl gerichtet werden. - Die Rückkehr ist eine Rückkehr in eine möglicherweise veränderte Kita-Lebenswelt, dies gilt es pädagogisch zu vermitteln und [zu] begleiten. - Es sollte ein kindgerechter Blick auf die Corona-Pandemie pädagogisch entwickelt werden, wobei vorrangig wieder ein Stück „Normalität" und Struktur vermittelt werden könnte. 25 Kinder haben Angst erfahren, ganz konkret und auch diffus. Dies gilt es sensibel zu bearbeiten und nicht zu intensivieren. 25 Empfehlungen, S.12 13 13 Darüber hinaus ist es wichtig, auch weiterhin mit Kindern alters- und entwicklungsentsprechend Verhaltensregeln (bspw. Hust- und Niesetikette, sich nicht gegenseitig ins Gesicht fassen, Abstand halten, Händewaschen) zu besprechen. Aus pädagogischen Gründen wird empfohlen, das Erlernen dieser Verhaltensregeln oder auch „Kulturtechniken" als Bestandteil in das pädagogische Konzept dauerhaft und ritualisiert mit einzubeziehen und gerade im Hinblick auf die Corona-Pandemie gezielt und regelmäßig einzuüben.26 26 Empfehlungen, S. 9. 14 14 E. Weiterführende Hinweise (1) Dokumente für Kindertagesstätten unter: https://corona.rlp.de/de/themen/schulenkitas/dokumente-kita/ (2)

Aktuelle Rechtsgrundlagen:

https://corona.rlp.de/de/service/rechtsgrundlagen/ F. Herangezogene Dokumente Arbeitsgemeinschaft für Kinder- und Jugendhilfe (AGJ) (27. April 2020): Von der Notbetreuung für Wenige zur Kindertagesbetreuung für Viele – Worauf es bei der KitaÖffnung ankommt! Stellungnahme der Arbeitsgemeinschaft für Kinder- und Jugendhilfe – AGJ. Einsehbar unter: https://www.agj.de/fileadmin/files/positionen/2020/AGJ_Stellungnahme_ Oeffnung_Kita_.pdf . Jugend- und Familienministerkonferenz (JFMK), Bundesministerium für Familie, Senioren, Frauen und Jugend (BMFSFJ) (28.04.2020): Beschluss der Jugend- und Familienministerkonferenz (JFMK) gemeinsam mit der Bundesministerin für Familie, Senioren, Frauen und Jugend vom 28.04.2020: Gemeinsamer Rahmen der Länder für einen stufenweisen Prozess zur Öffnung der Kindertagesbetreuungsangebote von der Notbetreuung hin zum Regelbetrieb im Kontext der Corona-Pandemie. Einsehbar unter: https://jfmk.de/wp-content/uploads/2020/04/JFMK-Beschluss_Gemeinsamer-Rahmen-der-Länder-für-einen-stufenweisen-Prozess-zurÖffnung-der-Kindertagesbetreuungsangebote.pdf . Zitiert als: Beschluss. Jugend- und Familienministerkonferenz (JFMK), Bundesministerium für Familie, Senioren, Frauen und Jugend (BMFSFJ) (28.04.2020): Empfehlung für einen gemeinsamen Rahmen der Länder für einen stufenweisen Prozess zur Öffnung der Kindertagesbetreuungsangebote von der Notbetreuung hin zum Regelbetrieb im Kontext der Corona-Pandemie. Einsehbar unter: https://jfmk.de/wp-content/uploads/2020/04/Gemeinsamer-Rahmen-Prozess-stufenweise-%C3%96ffnung-Kindertagesbetreuungsangebote-AG-Kita-27.04.2020.pdf . Zitiert als: Empfehlungen. Ministerium für Bildung / Landesamt für Soziales, Jugend und Versorgung et al. (Mai 2020 / Aktualisierung fortlaufend): Gemeinsamen Empfehlungen zur

Anpassung der Hygienepläne der Kindertageseinrichtungen in Rheinland-Pfalz betreffend „Corona“. Einsehbar unter: https://corona.rlp.de/fileadmin/bm/Bildung/Corona/Gemeinsame_Empfehlungen_zur_Anpassung_der_Hygieneplaene_der_Kitas_in_RLP.pdf .

II. Schreiben der Kindertagesstätte an die Eltern[2]:

An die Erziehungsberechtigten

Wiederaufnahme des Betreuungsbetriebes in eingeschränkter Form für Ihr Kind

Sehr geehrte Familie,

am 20.05.2020 wurden durch den „Kita-Tag der Spitzen in Rheinland-Pfalz“ die Leitlinien für die schrittweise Wiedereröffnung der Kindertagesstätten veröffentlicht mit dem Ziel, dass alle rheinland-pfälzischen Kindertagesstätten spätestens zum 08.06.2020 von der Notbetreuung in einen eingeschränkten Regelbetrieb wechseln sollten. Unser Team hat daraufhin eine Bedarfsabfrage bei Ihnen, den Eltern, gemacht. Tatsächlich ist es so, dass sich eine große Zahl von Eltern noch gegen eine Rückkehr ihrer Kinder in die Kita ausgesprochen hat. Durch diesen Umstand können wir nun tatsächlich jedem Kind, bei Bedarf, eine tägliche Betreuung in der Kita anbieten. Bitte haben Sie aber Verständnis dafür, dass die hier vorgestellte Regelung nur so lange gilt, bis entweder neue Vorgaben seitens des Gesetzgebers gemacht werden oder auch die Kinder, welche bisher noch der Kita fernbleiben, ebenfalls wieder einen Anspruch auf Betreuung stellen. Ja, und dann ist da noch die Hoffnung, dass wir alle gesund bleiben. In der Folge

[2] 03.06.2020

erfahren Sie, in welchem Betreuungssetting Ihr Kind / Ihre Kinder ab dem 08.06.2020 betreut werden kann / können und welche Regeln unbedingt einzuhalten sind.
Wir haben bei der Planung nicht alle Bedürfnisse berücksichtigen können, sind aber sicher, dass wir bei der Größe unserer Einrichtung und der daraus resultierenden Vielzahl an Einzelbedürfnissen eine praktikable und hoffentlich zufriedenstellende Lösung finden konnten. Hinzu kommt, dass wir im Rahmen des Infektionsschutzes angewiesen sind, Geschwisterkinder im gleichen Setting zu betreuen. Dieser und weitere Umstände haben zur Folge, dass Ihr Kind / Ihre Kinder nicht im gewohnten Betreuungssetting (räumlich und personell) betreut werden können. Natürlich haben wir versucht, in jedem Betreuungsteam Bezugspersonen aus den Stammgruppen einzuplanen.

Ihr Kind ist in der **Gruppe F** eingeplant. Das Zeitfenster für die Betreuung ist von montags bis freitags, **07:00 – 15:00 Uhr**. Bitte teilen Sie jeweils zu Wochenbeginn in der Gruppe Ihres Kindes mit, wie ihr Betreuungsbedarf in der jeweiligen Woche ist, so wie es in der Bedarfsabfrage bereits besprochen wurde.

In der Anlage finden Sie ein Merkblatt mit den unbedingt einzuhaltenden Regeln im Rahmen unseres Betreuungsangebots. Dieses Merkblatt ist am ersten Tag unterschrieben mitzubringen.

Bitte bleiben Sie gesund!

Mit freundlichem Gruß
Im Auftrag
Einrichtungsleiter

III. Merkblatt der Kindertagesstätte[3]:

Merkblatt zur Wiederaufnahme des Regelbetriebes in eingeschränkter Form

(Dieses Merkblatt ist am ersten Betreuungstag unterschrieben mitzubringen)

- Die Bring- und Abholsituation wird im Sinne des Infektionsschutzes umstrukturiert.
- Wir halten bis auf Weiteres daran fest, dass die Kinder die Kindertagesstätte allein betreten.
- Gruppen **A und B** werden am Haupteingang in Empfang genommen. Gruppen **C bis G** nutzen die Seiteneingänge der jeweiligen Gruppenräume (bitte Beschilderung und Mindestabstand beachten).
- Das angegebene Zeitfenster ist unbedingt einzuhalten, d. h. bis zum angegebenen Endzeitpunkt müssen die Kinder abgeholt worden sein.
- Eltern und Mitarbeiter tragen in der Bring- und Abholsituation einen Mundschutz.

[3] 03.06.2020

- Auf den Mindestabstand von 1,50 m ist zu achten.

- Tür- und Angelgespräche sind auf ein Mindestmaß zu reduzieren. Bei Gesprächsbedarf kann jederzeit ein Telefontermin vereinbart werden.

- Bei Atemwegssymptomen bzw. Krankheitsanzeichen (z. B. trockener Husten, Atemproblemen, Halsschmerzen, Gliederschmerzen, Fieber, Durchfall) dürfen die Kinder nicht betreut werden. Sollten entsprechende Symptome im Tagesverlauf auftreten, müssen Eltern ihr Kind unverzüglich abholen.

- Bei Kindergeburtstagen o. ä. dürfen keine selbstzubereiteten Speisen mitgebracht werden. Zulässig sind derzeit nur verpackte Nahrungsmittel.

- Bis auf Weiteres kann aus organisatorischen Gründen, im Hinblick auf die personellen und hygienischen Anforderungen, kein Mittagessen angeboten werden.

- Das Angebot „Mittagsschlaf" findet bis auf Weiteres nicht statt.

- Alle Sorgeberechtigten sind dazu verpflichtet, der Leitung der Kindertagesstätte unverzüglich mitzuteilen, falls Kontakte zu infizierten Personen stattgefunden haben oder wenn im Umfeld des Kindes Personen akute respiratorische Symptome aufweisen. In beiden Fällen ist ein Besuch der Einrichtung untersagt.

Von dem Brief und den o. g. Punkten habe ich / haben wir Kenntnis genommen.

Name des Kindes:

Gruppe:

Datum, Unterschrift des / der Erziehungsberechtigten:

IV. Schreiben der Kindesmutter an den Einrichtungsleiter[4]:

Betreff: "Wiederaufnahme des Betreuungsbetriebes in eingeschränkter Form" / Ihr Schreiben vom 03.06.2020

Sehr geehrter Einrichtungsleiter,

vielen Dank für die heutige Zustellung Ihrer Briefe zur "*Wiederaufnahme des Betreuungsbetriebes in eingeschränkter Form*" für meine jüngsten Kinder.

Da die "*Tür- und Angelgespräche ... auf ein Mindestmaß zu reduzieren [sind]*", möchte ich vorab einige Dinge (Fragen, Bitten und Anmerkungen) auf diesem Wege klären.

Fragen:

1) Können Sie mir mitteilen, ob die **Bringzeit** innerhalb des vorgesehenen Zeitfensters nach hinten hin "offen" ist oder ob die einstige Regelung "*bis 9:00 Uhr*" nach wie vor Geltung hat?

2) Können sie mir außerdem mitteilen, ob es bei den Anfang des Jahres angegebenen sog. zweiwöchigen "**Sommerferien**" bleiben wird?

[4] 04.06.2020

3) Darüber hinaus stellt sich mir die Frage, ob eine Verrechnung des für die Monate März und April entrichteten **Getränkegeldes** beispielsweise mit den Monaten Juni und Juli 2020 möglich wäre.

Bitten:

1) Dringend möchte ich Sie darum bitten mir schriftlich zu garantieren, dass es während der Betreuung im Kindergarten zu **keiner** Art von **Zwangsimpfung** oder gar einer **Zwangschippung** kommen wird.

2) Ebenso bitte ich Sie mir schriftlich zu bestätigen, dass in den vergangenen Monaten **keine 5G-Installation** in der Kindertagesstätte vorgenommen worden ist und auch nicht vorgenommen werden soll.

3) Abschließend bitte ich noch um die Korrektur der **Namenschreibweise** meiner Kinder: ihr Vorname schreibt sich mit Akzent auf dem letzten Buchstaben und der Vorname lautet wie folgt.

Anmerkungen:

Im Anhang sende ich Ihnen vorab schon einmal das durch den Kindesvater unterzeichnete **Merkblatt** (gültig für alle Kinder). Dir von mir unterzeichneten "Originale" werde ich "*am ersten Betreuungstag unterschrieben*" mitbringen.

Mit freundlichen Grüßen

Kindesmutter

V. Schreiben des Einrichtungsleiters an die Kindesmutter[5]:

(mit Kopie an die Vorgesetzten des Einrichtungsleiters)

Betreff: AW: "Wiederaufnahme des Betreuungsbetriebes in eingeschränkter Form" / Ihr Schreiben vom 03.06.2020

Sehr geehrte Kindesmutter,

vielen Dank für Ihre Email.

Ihre Fragen:

Zu 1) Bei den angegebenen Betreuungszeiten handelt es sich um ein Zeitfenster, d. h. in dieser Zeit werden Ihre Kinder betreut. Natürlich können Sie die Kinder auch bis 9:00 Uhr bringen.

Zu 2) In Absprache mit dem Träger halten wir an unserer bestehenden Regelung fest, da aufgrund der Urlaubsmeldung vom Jahresbeginn auch der individuelle Urlaub der Teammitglieder geplant wurde.

Zu 3) Soweit ich informiert bin, hat eine Kollegin dieses Thema bereits mit Ihnen erörtert. Tatsächlich wird bei der Berechnung des Getränkegeldes die Corona-bedingte Schließzeit berücksichtigt.

---

[5] 05.06.2020

Ihre Bitten:

Zu 1) Als öffentliche Einrichtung sind wir an gesetzliche Vorgaben gebunden. Sollten Sie Sorge haben, dass eine übergeordnet verantwortliche Stelle wirklich entsprechende Maßnahmen plant, wenden Sie sich bitte an diese.

Zu 2) Die Erschließung des öffentlich zugänglichen Mobilfunknetzes liegt nicht in kommunaler Hand. Insofern kann ich Ihnen hier nichts zu geplanten Maßnahmen der Mobilfunkanbieter mitteilen.

Zu 3) Ich bedaure die falsche Schreibweise. Die Fehler wurden korrigiert.

Mit freundlichen Grüßen, bleiben Sie gesund!
Im Auftrag

Einrichtungsleiter

VI. Schreiben der Kindesmutter an den Einrichtungsleiter[6]:

Betreff: Re: "Wiederaufnahme des Betreuungsbetriebes in eingeschränkter Form" / Ihr Schreiben vom 04.06.2020

Sehr geehrter Einrichtungsleiter,

vielen Dank für Ihre E-Mail.

Die letzten beiden Fragen wurden beantwortet, der dritten Bitte sind Sie nachgekommen. Hierfür vielen Dank.

Meine erste Frage lautete dahingehend, ob die Bringzeit nach hinten "*offen*" sei, somit stellt sich die Frage, ob die Kinder beispielsweise auch *nach 9 Uhr* gebracht werden können.

Zu meiner ersten Bitte: Sobald also eine entsprechende gesetzliche Vorgabe im Eilverfahren kommt oder käme, müsste ich damit rechnen dass meine morgens zur Kita gebrachten Kinder mittags dann *irreversibel geimpft und gechippt* wären?

An welche "entsprechende Maßnahmen" planende "übergeordnete verantwortliche Stelle" hatten Sie gedacht? Die Verbandsgemeinde?

[6] 05.06.2020

An die Ministerin des Rheinland-Pfälzischen Ministeriums für Soziales, Arbeit, Gesundheit und Demografie in Mainz oder wen sonst?

Zur zweiten Bitte: Können Sie mir versichern, dass zumindest *bislang* noch keine 5G-Installation in Ihren Räumlichkeiten vorgenommen wurde?

Ich habe eine Gewissensentscheidung zu treffen und bitte Sie nochmalig um die Beantwortung meiner Fragen.

Mit freundlichen Grüßen
Kindesmutter

VII. Schreiben der Kindesmutter an die Ministerin[7]:

Betreff: "Wiederaufnahme des Betreuungsbetriebes in eingeschränkter Form"

Sehr geehrte Frau Ministerin, hallo B.,

anbei der Auszug aus einer Konversation mit dem Einrichtungsleiter hiesiger Kindertagesstätte.

Ich erbat die Garantie, dass es "*während der Betreuung im Kindergarten zu keiner Art von Zwangsimpfung oder gar einer Zwangschippung*" käme und erhielt zur Antwort, dass man "*[a]ls öffentliche Einrichtung [...] an gesetzliche Vorgaben gebunden*" sei. Sollte ich "*Sorge haben, dass eine übergeordnet verantwortliche Stelle wirklich entsprechende Maßnahmen plant*", solle ich mich "*bitte an diese*" wenden.

Hiermit wende ich mich also an Sie und stelle Ihnen stellvertretend folgende Frage: Müsste ich damit rechnen, dass meine morgens zur Kita gebrachten Kinder mittags *irreversibel geimpft und gechippt* wären sobald eine entsprechende gesetzliche Vorgabe im Eilverfahren kommt oder käme?

---

[7] 05.06.2020

An welche "*entsprechende Maßnahmen*" planende "*übergeordnete verantwortliche Stelle*" empfehlen Sie mir mich weiterhin zu wenden?

Mit freundlichen Grüßen

Kindesmutter

-----Ursprüngliche Mitteilung-----
Von: Kindertagesstätte
An: Kindesmutter
Cc: Verbandsgemeindeverwaltung
Verschickt: Fr, 5. Jun. 2020 12:00
Betreff: AW: "Wiederaufnahme des Betreuungsbetriebes in eingeschränkter Form" / Ihr Schreiben vom 03.06.2020

Sehr geehrte Kindesmutter,

vielen Dank für Ihre Email.

Ihre Bitten:

Zu 1) Als öffentliche Einrichtung sind wir an gesetzliche Vorgaben gebunden. Sollten Sie Sorge haben, dass eine übergeordnet verantwortliche Stelle wirklich entsprechende Maßnahmen plant, wenden Sie sich bitte an diese.

Zu 2) Die Erschließung des öffentlich zugänglichen Mobilfunknetzes liegt nicht in kommunaler Hand. Insofern kann ich Ihnen hier nichts zu geplanten Maßnahmen der Mobilfunkanbieter mitteilen.

[...]

Mit freundlichen Grüßen, bleiben Sie gesund!
Im Auftrag

Einrichtungsleitung

Von: Kindesmutter
Gesendet: Donnerstag, 4. Juni 2020 13:45
An: Kindertagesstätte
Betreff: "Wiederaufnahme des Betreuungsbetriebes in eingeschränkter Form" / Ihr Schreiben vom 03.06.2020

Sehr geehrter Herr Einrichtungsleiter,

vielen Dank für die heutige Zustellung Ihrer Briefe zur "*Wiederaufnahme des Betreuungsbetriebes in eingeschränkter Form*" [...].

Da die "*Tür- und Angelgespräche ... auf ein Mindestmaß zu reduzieren [sind]*", möchte ich vorab einige Dinge (Fragen, Bitten und Anmerkungen) auf diesem Wege klären.

[...]

Bitten:

1) Dringend möchte ich Sie darum bitten mir schriftlich zu garantieren, dass es während der Betreuung im Kindergarten zu **keiner** Art von **Zwangsimpfung** oder gar einer **Zwangschippung** kommen wird.

2) Ebenso bitte ich Sie mir schriftlich zu bestätigen, dass in den vergangenen Monaten **keine 5G-Installation** in der kommunalen Kindertagesstätte vorgenommen worden ist und auch nicht vorgenommen werden soll.

[...]

Mit freundlichen Grüßen

Kindesmutter

VIII. Schreiben der Kindesmutter an den Einrichtungsleiter[8]:

(mit Kopie an die Vorgesetzten des Einrichtungsleiters)

Betreff: Fwd: "Wiederaufnahme des Betreuungsbetriebes in eingeschränkter Form"

anbei zur Kenntnisnahme,

mit freundlichen Grüßen

Kindesmutter

[8] 05.06.2020

Betreff: "Wiederaufnahme des Betreuungsbetriebes in eingeschränkter Form"

Sehr geehrte Frau Ministerin,

anbei der Auszug aus einer Konversation mit dem Einrichtungsleiter hiesiger Kindertagesstätte.

Ich erbat die Garantie, dass es "*während der Betreuung im Kindergarten zu keiner Art von Zwangsimpfung oder gar einer Zwangschippung*" käme und erhielt zur Antwort, dass man "*[a]ls öffentliche Einrichtung [...] an gesetzliche Vorgaben gebunden*" sei. Sollte ich "*Sorge haben, dass eine übergeordnet verantwortliche Stelle wirklich entsprechende Maßnahmen plant*", solle ich mich "*bitte an diese*" wenden.

Hiermit wende ich mich also an Sie und stelle Ihnen stellvertretend folgende Frage: Müsste ich damit rechnen, dass meine morgens zur Kita gebrachten Kinder mittags *irreversibel geimpft und gechippt* wären sobald eine entsprechende gesetzliche Vorgabe im Eilverfahren kommt oder käme?

An welche "*entsprechende Maßnahmen*" planende "*übergeordnete verantwortliche Stelle*" empfehlen Sie mir mich weiterhin zu wenden?

Mit freundlichen Grüßen

Kindesmutter

-----Ursprüngliche Mitteilung-----
Von: Kindertagesstätte
An: Kindesmutter
Cc: Verbandsgemeindeverwaltung
Verschickt: Fr, 5. Jun. 2020 12:00
Betreff: AW: "Wiederaufnahme des Betreuungsbetriebes in eingeschränkter Form" / Ihr Schreiben vom 03.06.2020

Sehr geehrte Kindesmutter,

vielen Dank für Ihre Email.

Ihre Bitten:

Zu 1) Als öffentliche Einrichtung sind wir an gesetzliche Vorgaben gebunden. Sollten Sie Sorge haben, dass eine übergeordnet verantwortliche Stelle wirklich entsprechende Maßnahmen plant, wenden Sie sich bitte an diese.

Zu 2) Die Erschließung des öffentlich zugänglichen Mobilfunknetzes liegt nicht in kommunaler Hand. Insofern kann ich Ihnen hier nichts zu geplanten Maßnahmen der Mobilfunkanbieter mitteilen.

[...]

Mit freundlichen Grüßen, bleiben Sie gesund!
Im Auftrag

Einrichtungsleitung

Von: Kindesmutter

Gesendet: Donnerstag, 4. Juni 2020 13:45

An: Kindertagesstätte

Betreff: "Wiederaufnahme des Betreuungsbetriebes in eingeschränkter Form" / Ihr Schreiben vom 03.06.2020

Sehr geehrter Herr Einrichtungsleiter,

vielen Dank für die heutige Zustellung Ihrer Briefe zur "*Wiederaufnahme des Betreuungsbetriebes in eingeschränkter Form*" [...].

Da die "*Tür- und Angelgespräche ... auf ein Mindestmaß zu reduzieren [sind]*", möchte ich vorab einige Dinge (Fragen, Bitten und Anmerkungen) auf diesem Wege klären.

[...]

<u>Bitten:</u>

1) Dringend möchte ich Sie darum bitten mir schriftlich zu garantieren, dass es während der Betreuung im Kindergarten zu **keiner** Art von **Zwangsimpfung** oder gar einer **Zwangschippung** kommen wird.

2) Ebenso bitte ich Sie mir schriftlich zu bestätigen, dass in den vergangenen Monaten **keine 5G-Installation** in der kommunalen Kindertagesstätte vorgenommen worden ist und auch nicht vorgenommen werden soll.

[...]

Mit freundlichen Grüßen

Kindesmutter

IX. Schreiben der Kindesmutter an den Einrichtungsleiter[9]:

(mit Kopie an die Vorgesetzten des Einrichtungsleiters)

Betreff: Leitlinien für die schrittweise Wiedereröffnung der Kindertagesstätten / Ihr Schreiben vom 03.06.2020

Sehr geehrter Einrichtungsleiter,

den von Ihnen in Ihrem Schreiben erwähnten am 20.05.2020 durch den "*Kita-Tag der Spitzen in Rheinland-Pfalz*" veröffentlichten "*Leitlinien für die schrittweise Wiedereröffnung der Kindertagesstätten*" entnehme ich folgende "*handlungsleitenden Aspekte*" (vgl. sog. *"Leitlinien des Kita-Tag der Spitzen Rheinland-Pfalz Kindertagesbetreuung in einem Alltag mit Corona vom 20.05.2020"*):

"Für das weitere Vorgehen insgesamt bleiben folgende Aspekte handlungsleitend:

- Die Vermeidung der Ausbreitung von SARS-CoV-2 und der Schutz der Kinder, Eltern, Beschäftigten und ihrer Familien.

- Fortschreitendes Wissen zur Gefährdungslage bei der Übertragung von SARS-CoV-2 durch Kinder und [... um] daraus weiterentwickelte Hinweise zu erhalten.

[9] 07.06.2020

- Die Erkennung von Infektionsketten und zielgerichteten Testungen, um eine vollständige Kontaktnachverfolgung durchführen zu können.

- Da eine zeitnahe Immunität in der Bevölkerung gegen SARS-CoV-2 ohne Impfstoff nicht zu erreichen sein wird, kommt der Impfstoffentwicklung eine zentrale Bedeutung zu. `Ein Impfstoff ist der Schlüssel zu einer Rückkehr des normalen Alltags`."

Sollte es in Ihrer Kindertagesstätte tatsächlich zu Impfungen irgendwelcher Art kommen, bestehe ich mit Nachdruck auf das Ausfüllen angehängter ärztlicher Impferklärungen mit Stempel des Kindergartens für jedes einzelne meiner Kinder und für jeden zu verabreichenden Impfstoff im einzelnen.

Mit freundlichen Grüßen

Kindesmutter

- Anhang: Ärztliche Impferklärung

X. Ärztliche Impferklärung[10]:

Impfbescheinigung

Ärztliche Impferklärung

Ich, der unterzeichnete Arzt, erkläre verbindlich,

dass der Impfstoff ....

Name des Herstellers ....

als Vorbeugung gegen folgende Erkrankung(en) ....

....

gegeben und aus folgenden Inhaltsstoffen besteht ....

....

und dass dieser Impfstoff frei von Verschmutzungen irgendwelcher Art ist.

[10] 07.06.2020

Diesen Impfstoff verabreiche ich heute an:

Vorname, Name ....

PLZ, Wohnort ....

Geburtsdatum ....

Zum Zeitpunkt der Impfung war der zu Impfende gesund, wovon ich mich durch eine ausführliche Untersuchung überzeugt habe. Ich versichere, dass er vor der Impfung keinerlei Krämpfe oder sonstige neurologischen Störungen oder Allergien hatte.

Ich versichere, dass der verabreichte Impfstoff völlig ungefährlich für das Leben und die Gesundheit des Geimpften ist und keine direkten oder indirekten Schäden oder Folgeerkrankungen verursachen wird, wie beispielsweise Lähmungen, Gehirnschäden, Blindheit, Tuberkulose, Krebs an der Impfstelle oder anderen Orten, Nierenschäden, Leberentzündungen, Diabetes, usw., mit oder ohne Todesfolge.

Ich versichere weiter, dass der verabreichte Impfstoff .... Jahre lang die Krankheit verhütet, gegen die er gegeben wird. Sollte die Krankheit, gegen die geimpft wurde, dennoch in dieser Zeit auftreten, so werde ich dafür freiwillig und ohne vorherigen gerichtlichen Prozess vollumfänglich für den entstandenen Schaden aufkommen.

Wenn irgendein physischer Schaden durch die heutige Impfung entsteht, verpflichte ich mich, dem Opfer oder dessen Familie oder Angehörigen ebenfalls ohne jegliche Verzögerung oder Anrufung eines Gerichts, vollumfänglich für den Schaden aufzukommen.

Vor der Impfung wurden der zu Impfende oder dessen Verantwortliche wie Eltern, Vormund, usw. genauestens über die Zusammensetzung des Impfstoffes, alle möglichen Nebenwirkungen und unter Aushändigung des zum Impfstoff gehörenden Beipackzettels informiert.

Ort ...., den ....

....

Name und rechtsverbindliche Unterschrift des Arztes (Stempel)

Ärztliche Erklärung zur empfohlenen Impfung

Vom Impfarzt _vor_ der empfohlenen Impfung auszufüllen und zu unterzeichnen

Bitte für jeden Impfstoff einzeln ausfüllen!

Impfempfehlung

(bitte handschriftlich ausfüllen)

Ich, der unterzeichnende Arzt empfehle für

___

Name / Vorname / PLZ / Ort / Alter

die Durchführung folgender Impfung:

___

Impfstoffname / Hersteller / enthaltene Antigene

Gesundheitszustand und Kontraindikationen

(bitte handschriftlich ausfüllen)

Der Impfling wurde von mir unmittelbar vor der Impfung sorgfältig untersucht und ist vollständig gesund.

Zudem wurden folgende mögliche Kontraindikationen sorgfältig von mir abgeprüft:

Impfrisiko

(bitte nur ein Kästchen ankreuzen)

- o Ich sehe die Risiken von schweren Impfkomplikationen oder gar Impfschäden als derart gering an, dass ich bereit bin, die volle Haftung für etwaige Gesundheitsschäden zu übernehmen.
- o Da die von mir empfohlene Impfung nicht ganz frei von Risiken ist, bin ich nicht bereit, eine Haftung für etwaige Gesundheitsschäden zu übernehmen. Das Risiko haben allein der Impfling bzw. seine Erziehungsberechtigten zu tragen.

Mögliche Komplikationen

(bitte handschriftlich ausfüllen)

Um sicherzustellen, dass ich keine Impfkomplikation übersehe, habe ich mich ausführlich über mögliche Komplikationen der von mir empfohlenen Impfung informiert.

Folgende mögliche Komplikationen sind mir aus der Fachliteratur, insbesondere der Fachinformation des Impfstoffes, bekannt:

____

____

Meldepflicht für Impfkomplikationen

(wichtig zur Kenntnisnahme)

Mir ist bekannt, dass ich laut Infektionsschutzgesetz (IfSG § 6) verpflichtet bin, jeden Verdacht einer ungewöhnlichen Impfreaktion meinem lokalen Gesundheitsamt zu melden und dass laut IfSG bei Unterlassung der Meldung ein Bußgeld von bis zu 25.000 Euro droht.

Für die Begründung eines Verdachts reicht bereits der zeitliche Zusammenhang zwischen Impfung und Erkrankung aus.

Ich werde diese Meldung ggf. ohne weitere Erinnerung (z.B. durch den Impfling oder seinen Vormund) vornehmen und dem Impfling automatisch eine Kopie dieser Meldung zukommen lassen.

Wirksamkeit

(bitte nur ein Kästchen ankreuzen)

- o Ich bin mir sicher, dass es für den von mir empfohlenen Impfstoff einen direkten Wirkungsnachweis gibt, wonach Geimpfte eindeutig gesünder sind als Ungeimpfte.

- o Ich bin mir nicht sicher, ob es für den von mir empfohlenen Impfstoff einen direkten Wirkungsnachweis gibt, vertraue jedoch – ungeprüft – den Angaben der Zulassungsbehörde.

Alternativen

(bitte das Unterzeichnen und den Praxisstempel nicht vergessen)

Ich habe nach bestem Vermögen alternative und nebenwirkungsfreie Methoden der Krankheitsprophylaxe auf ihre Tauglichkeit hin geprüft und bin dennoch der Ansicht, dass es zur Impfung keine Alternative gibt.

Auf entsprechende Fragen des Impflings gehe ich gerne ein.

Sämtliche Angaben erfolgen nach bestem Wissen und Gewissen.

Ort, Datum, Unterschrift des impfenden Arztes (Praxisstempel)

Erklärung zur gewünschten Impfpflicht!

Bitte vom Arbeitgeber – Kindergarten – Schule oder sonstigen Institutionen (nachfolgend eintrage) – ausfüllen und unterschreiben lassen

Name: ______________________________

Vorname: ______________________________

Straße: ______________________________

PLZ: ______________________________

Ort: ______________________________

Geburtsdatum: ______________________________

Alter: ______________________________

Gewünschte Impfung:

(Bitte bei mehreren Impfungen das Erklärungsblatt für jede Impfung einzeln ausfüllen lassen)

____

Impfrisiko

(bitte unbedingt nur ein Kästchen dazu ankreuzen)

- ○ Ich sehe die Risiken von schweren Impfkomplikationen oder gar Impfschäden als derart gering an, dass ich bereit bin, die volle Haftung für etwaige Gesundheitsschäden zu übernehmen.

- ○ Da die von mir empfohlene Impfung nicht ganz frei von Risiken ist, bin ich nicht bereit, eine Haftung für etwaige Gesundheitsschäden zu übernehmen. Das Risiko haben allein der Impfling bzw. seine Erziehungsberechtigten zu tragen.

Ich versichere, dass der verabreichte Impfstoff völlig ungefährlich für das Leben und die Gesundheit des Geimpften ist und keine direkten oder indirekten Schäden oder Folgeerkrankungen verursachen wird, wie beispielsweise Lähmungen, Gehirnschäden, Blindheit, Tuberkulose, Krebs an der Impfstelle oder anderen Orten, Nierenschäden, Leberentzündungen, Diabetes, usw., mit oder ohne Todesfolge.

Ich versichere weiter, dass der verabreichte Impfstoff .... Jahre lang die Krankheit verhütet, gegen die er gegeben wird. Sollte die Krankheit, gegen die geimpft wurde, dennoch in dieser Zeit auftreten, so werde ich dafür freiwillig und ohne vorherigen gerichtlichen Prozess vollumfänglich für den entstandenen Schaden aufkommen.

Sollte eine Krankheit, gegen die geimpft werden muss, dennoch in dieser Zeit auftreten, so werde ich freiwillig und ohne vorigen gerichtlichen Prozess vollumfänglich für den Schaden aufkommen.

Wenn irgendein physischer Schaden durch die aufgezwungene Impfung entsteht, verpflichte ich mich, dem Opfer oder dessen Familie oder Angehörigen ebenfalls ohne jegliche Verzögerung oder Anrufung eines Gerichts, vollumfänglich für den Schaden aufzukommen.

Ich habe nach bestem Wissen alternative und nebenwirkungsfreie Methoden der Krankheitsprophylaxe auf ihre Tauglichkeit hin geprüft und bin dennoch der Ansicht, dass es zur Impfung keine Alternative gibt.

Auf entsprechende Fragen des Impflings gehe ich gerne ein. Sämtliche Angaben erfolgen nach bestem Wissen und Gewissen.

Bitte nun vom Arbeitgeber – Kindergarten – Schule oder sonstigen Institutionen etc. ausfüllen und unterschreiben lassen

Firma / Institution: ______________________________

Straße: ______________________________

PLZ: ______________________________

Ort: ______________________________

Datum: ______________________________

Unterschrif: ______________________________

Firmenstempel: ______________________________

XI. Schreiben der Kindesmutter an den Kindesvater[11]:

Betreff: Fwd: Leitlinien für die schrittweise Wiedereröffnung der Kindertagesstätten / Ihr Schreiben vom 03.06.2020

wer nimmt mir die Entscheidung ab

meine Kinder morgen zur Kita zu geben

oder eben auch nicht ... niemand ...

was ist richtig und gut

was ist das Beste für die Kinder

sollen sie diesem Impf-"Wahnsinn" ausgesetzt werden

[11] 07.06.2020

XII. Schreiben des Einrichtungsleiters an die Kindesmutter[12]:

(mit Kopie an die Vorgesetzten des Einrichtungsleiters)

Betreff: AW: Leitlinien für die schrittweise Wiedereröffnung der Kindertagesstätten / Ihr Schreiben vom 03.06.2020

Sehr geehrte Kindesmutter,

ich habe Ihre Emails gelesen.

Zu Ihrer Nachfrage bezüglich der Bringzeit ist zu sagen, dass wir mit der Aufnahme des eingeschränkten Regelbetriebes den Kindern und Familien die Möglichkeit geben möchten, wieder ein Stück Alltag zurück zu gewinnen.

Auch wenn die Kinder derzeit nicht in ihren gewohnten Gruppen betreut werden, soll in den vorhandenen Settings doch ein geregelter Tagesablauf stattfinden. Dazu gehört auch, dass ab einem gewissen Zeitpunkt alle Kinder anwesend sind.

Aus hiesiger Sicht ist es da naheliegend, an der konzeptionell festgelegten Bringzeit festzuhalten, im sicheren Wissen, dass sowieso einige Kinder später gebracht werden.

---

[12] 08.06.2020

Wenn Sie also später kommen, steht das der Aufnahme der Kinder nicht entgegen. Ich würde Sie aber bitten, aus Rücksicht auf den Tagesablauf, die Kinder bis spätestens 9:30 Uhr zu bringen.

Seit meinem Dienstantritt am 01.01.2018 wurden in unserer Einrichtung keinerlei Mobilfunkinstallationen vorgenommen.

Ihre Fragen bezüglich Ihrer Sorge um geplante 5G-Installationen und Zwangsimpfungen leite ich an den Träger weiter.

Mit freundlichen Grüßen, bleiben Sie gesund!
Im Auftrag

Einrichtungsleiter

XIII. Schreiben des Trägers an die Kindesmutter[13]:

Betreff: Leitlinien für die schrittweise Wiedereröffnung der Kindertagesstätten

Sehr geehrte Kindesmutter,

der Einrichtungsleiter hat Ihre Fragen bereits umfassend beantwortet. Dennoch möchte ich Ihnen seitens des Trägers diese Antworten bestätigen.

Derzeit besteht keine Impfpflicht gegen SARS-CoV-2. Daher können wir hierzu keine Auskunft geben. Weitere Informationen kann Ihnen möglicherweise das Gesundheitsamt liefern.

Was den Ausbau des Mobilfunknetzes betrifft, liegen uns aktuell keine Informationen der Mobilfunkanbieter über geplante Baumaßnahmen im Bereich der Kindertagesstätte vor.

Mit freundlichen Grüßen, bleiben Sie gesund!
Im Auftrag

Vorgesetzter der Einrichtungsleitung

---

[13] 08.06.2020

XIV. Schreiben der Kindesmutter an den Einrichtungsleiter[14]:

Betreff: Leitlinien für die schrittweise Wiedereröffnung der Kindertagesstätten / Ihr Schreiben vom 03.06.2020

Sehr geehrter Einrichtungsleiter,

vielen Dank für Ihr Antwortschreiben.

Ich habe heute früh alle drei Kinder innerhalb des Zeitfensters in die Gruppe F gebracht und hoffe, dass sich nach einem Vierteljahr der Betreuungspause nun wieder ein wenig "Normalität" einstellen kann.

Mit freundlichen Grüßen

Kindesmutter

---

[14] 08.06.2020

XV. Schreiben der Kindesmutter an den Träger[15]:

Betreff: Leitlinien für die schrittweise Wiedereröffnung der Kindertagesstätten / Ihr Schreiben vom 03.06.2020

Sehr geehrter Träger,

vielen Dank für Ihr Bestätigungsschreiben.

Mit freundlichen Grüßen

Kindesmutter

[15] 08.06.2020

XVI. Schreiben der Kindesmutter an die Ministerin[16]:

Betreff: "Wiederaufnahme des Betreuungsbetriebes in eingeschränkter Form" / mein Schreiben vom 5. Juni 2020

Sehr geehrte Frau Ministerin, hallo B.,

in der vergangenen Woche richtete ich ein Schreiben an Sie mit den folgenden Fragen:

1. Müsste ich damit rechnen, dass meine morgens zur Kita gebrachten Kinder mittags *irreversibel geimpft und gechippt* wären sobald eine entsprechende gesetzliche Vorgabe im Eilverfahren kommt oder käme?

2. An welche "*entsprechende Maßnahmen*" planende "*übergeordnete verantwortliche Stelle*" empfehlen Sie mir mich weiterhin zu wenden?

Die Beantwortung meiner Fragen steht noch aus.

Mit freundlichen Grüßen

Kindesmutter

---

[16] 10.06.2020

XVII. Schreiben der Ministerin an die Kindesmutter[17]:

Betreff: "Wiederaufnahme des Betreuungsbetriebes in eingeschränkter Form"

[17] Leider ausgeblieben. Damit hat die Ministerin in ihrem Amt versagt.

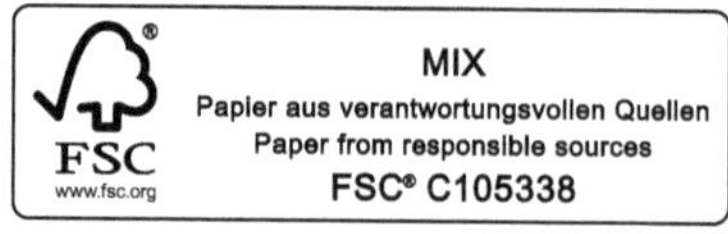

Printed by Books on Demand GmbH, Norderstedt / Germany